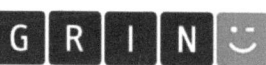

Einführung einer mitarbeiterorientierten Unternehmens- und Führungskultur auf Basis des Bielefelder Unternehmensmodells in einem Kleinunternehmen

Volker Kleinert

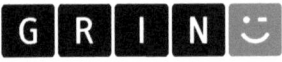

Bibliografische Information der Deutschen Nationalbibliothek:

Die Deutsche Nationalbibliothek verzeichnet diese Publikation in der Deutschen Nationalbibliografie; detaillierte bibliografische Daten sind im Internet über http://dnb.d-nb.de abrufbar.

ISBN: 9783346399168
Dieses Buch ist auch als E-Book erhältlich.

© GRIN Publishing GmbH
Nymphenburger Straße 86
80636 München

Druck und Bindung: Books on Demand GmbH, Norderstedt Germany
Gedruckt auf säurefreiem Papier aus verantwortungsvollen Quellen

Das vorliegende Werk wurde sorgfältig erarbeitet. Dennoch übernehmen Autoren und Verlag für die Richtigkeit von Angaben, Hinweisen, Links und Ratschlägen sowie eventuelle Druckfehler keine Haftung.

Das Buch bei GRIN: https://www.grin.com/document/1009840

Einführung einer mitarbeiterorientierten Unternehmens- und Führungskultur auf Basis des Bielefelder Unternehmensmodells in einem Kleinunternehmen

Projektarbeit im Rahmen des weiterbildenden Studiengangs
„Master of Workplace Health Management"
an der Universität Bielefeld

vorgelegt von
Volker Kleinert

Inhaltsverzeichnis

Abbildungsverzeichnis

1. Einleitung

Intention der vorliegenden Arbeit ist es – im Zusammenhang mit der späteren Masterthesis – die gesundheitlichen und betriebswirtschaftlichen Ergebnisse in einem Kleinunternehmen durch die Einführung einer mitarbeiterorientierten Unternehmenskultur zu verbessern.

Die relativ breit anmutende Themenstellung „Unternehmens- und Führungskultur" wurde zum einen gewählt, weil aus Forschung und Praxis bekannt ist, dass sie sowohl einen wichtigen Leistungsfaktor als auch ein Hindernis bei notwendigen Veränderungen darstellen kann (Homma und Bauschke 2015, 6 f.). Zum anderen bietet sich bei einer zielgerichteten Beeinflussung der Unternehmens- und Führungskultur wie bei keinem anderen Parameter die Chance, sowohl betriebswirtschaftliche als auch gesundheitliche Ergebnisse zu verbessern; zugleich erhält damit die noch junge gesundheitswissenschaftliche Perspektive den ihr angemessenen eigenen Stellenwert.

Deshalb wird im vorliegenden Projekt die Ausprägung einer mitarbeiterorientierten Unternehmens- und Führungskultur im Sinne des Bielefelder Unternehmensmodells in einem Kleinunternehmen zunächst im Weg einer Mitarbeiterbefragung (MAB) erhoben, bevor zur Verbesserung notwendige Maßnahmen geplant werden. Intention der Arbeit ist eine Bestandsaufnahme, so dass keine Auswirkungen von Interventionen gemessen werden.

Die vorliegende Projektarbeit stellt zunächst die Ausgangslage im Unternehmen dar (Kap. 2), konkretisiert Thema und verfolgte Ziele (Kap. 3), skizziert die theoretisch-wissenschaftliche Grundlage (Kap. 4) und den Entwicklungsprozess von der Projektstruktur über die einzelnen Teilprojekte (Kap. 5) bis hin zur Beschreibung der bereits durchgeführten Teilprojekte (Kap. 6), bevor Zwischenergebnisse und Ausblick die Arbeit beschließen (Kap. 7 und 8). Die spätere Masterthesis wird die Durchführung weiterer Teilprojekte sowie die Ergebnisse der Bestandsaufnahme beschreiben und in Maßnahmen zur Erreichung der Ziele des Gesamtprojekts überleiten.

2. Ausgangssituation

Beim der im Folgenden beschriebenen Firma Aschenbrenner handelt es sich um ein kleines mittelständisches Unternehmen, das auf Werkzeug- und Formenbau spezialisiert ist. Es beschäftigt derzeit 33 Mitarbeiter und blickt auf eine 40-jährige Unternehmenstradition zurück.

Das Unternehmen weist innerhalb seines Tätigkeitsfeldes einen hohen Spezialisierungsgrad auf und fertigt komplexe Bauteile und Baugruppen in Einzelauflagen oder kleinen Losgrößen. Es ist daher ganz besonders auf anwesende, motivierte und gesunde Mitarbeiter mit fundierter Ausbildung und Erfahrung im hauseigenen Dienstleistungs- und Produktportfolio angewiesen. Durch den hohen Spezialisierungsgrad ist nahezu jeder Mitarbeiter innerhalb des Produktionsprozesses systemrelevant. Ein Ausfall macht sich daher nicht nur monetär bemerkbar, sondern gefährdet auch sofort robuste Kernprozesse.

In den Jahren 2012-2013 hatte das Unternehmen unter hohen Fehlzeiten besonders zu leiden. Aus diesem Grund setzte man sich mit dem Verfasser in Verbindung um Lösungen zu suchen und plante von Beginn an, dieses Themenfeld mangels eigener Expertise outzusourcen. Unter Einbeziehung der Mitarbeiter wurde ein Programm zur betrieblichen Gesundheitsförderung (BGF) entwickelt, das nach dem Lernzyklus im Betrieblichen Gesundheitsmanagement (BGM) „Diagnose-Interventionsplanung-Intervention-Evaluation" (Walter 2015, 2) durchgeführt wird. Seit der Einführung des Programms am 10. Juni 2013 haben alle Mitarbeiter viermal pro Woche die Gelegenheit an dem jeweils 30-minütigen Training während der Arbeitszeit teilzunehmen. Danach besteht Gelegenheit, für 30 Minuten individuell körperliche oder psychosoziale Probleme mit dem Verfasser zu besprechen und Hilfestellungen zu erhalten.

Durch das komplett vom Unternehmen finanzierte Programm konnten die Fehlzeiten im Folgejahr um mehr als 50 % reduziert werden. Die Evaluation des Programmes zeigte zudem, dass sich der Gesundheits- und Fitnesszustand signifikant verbessert hatte; es wird auch weiterhin regelmäßig mit validen, reliablen und objektiven sportwissenschaftlichen Tests formativ evaluiert. Dadurch ergibt sich eine hohe Motivation für weitere Projekte im Bereich BGM und BGF, da es bereits zu einem Return-on-Invest kam und das Thema Gesundheit keiner besonderen Legitimation mehr bedarf, sondern von der Geschäftsführung und in großen Teilen der Belegschaft als wichtige Grundlage für nachhaltigen Unternehmenserfolg gesehen wird.

Damit agiert das Unternehmen im Bereich der Verhaltensprävention vorbildlich und zeigt bereits deutliche Ansätze einer mitarbeiterorientierten Unternehmenskultur. Die Geschäftsführung ist bestrebt, diese Ansätze auszubauen und nunmehr auch die salutogenen Potentiale von verhältnisorientierten Maßnahmen zu nutzen, um insgesamt eine gesunde Organisation zu schaffen.

Motiviert hierzu sind sie zum einen dadurch, dass sich einzelne Führungskräfte und Teile der Geschäftsführung zur Verbesserung ihrer Führungsleistung regelmäßig beim Verfasser im Einzelcoaching befinden und ihnen die Wichtigkeit von einem gelingenden Miteinander und einem wertschätzenden Umgang im Unternehmen bewusst ist.

Ebenfalls ist ihnen bewusst, dass das Unternehmen vor der großen Herausforderung steht, sich in einer Region ohne hohe Bevölkerungsschwankungen auch für die Zukunft qualifizierte Fachkräfte zu sichern und diese nachhaltig ans Unternehmen zu binden. Um diese konkurriert es als kleiner mittelständischer Betrieb mit großen namhaften Betrieben, kann jedoch mit deren Lohnniveau nicht mithalten. Daher setzt es auf andere Faktoren, um sich als attraktiver Arbeitgeber zu präsentieren, etwa einen großen Handlungsspielraum, ausschließlich Tagarbeit, flache Hierarchien und Partizipation bei wichtigen Entscheidungen. Dabei geht es auch für dieses Unternehmen darum, diejenigen Mitarbeiter zu finden, die den zunehmenden Herausforderungen in der Arbeitswelt gewachsen sind, wie sie im Stressreport 2012 erhoben wurden (Lohmann-Haislah 2012, 11). Hierzu gehören neben der Tertiarisierung, d.h. dem der Wandel zur Dienstleistungsgesellschaft mit steigenden emotionalen und mit kognitiven Herausforderungen, der Informatisierung, d.h. der zunehmenden Durchdringung der Arbeitswelt mit modernen Kommunikationsmedien und die damit verbundene Notwendigkeit flexibler Erreichbarkeit, und der Subjektivierung, d.h. der zunehmenden Eigenverantwortung für den Ablauf und Erfolg von Arbeitsprozessen, auch die Akzeleration, d. h. die Beschleunigung von Produktions- , Dienstleistungs- und Kommunikationsprozessen bei ständig steigender Komplexität, und insgesamt neuen Arbeitsformen und der damit einhergehenden beruflichen Unsicherheit bei zugleich wachsender Instabilität von sozialen Beziehungen.

Über diese allgemeinen, mittel- und langfristig orientierten Überlegungen hinaus gab es jedoch zum Jahresende 2015 auch drei konkrete Anlässe, die die Unternehmensleitung motiviert haben, über die Einführung einer mitarbeiterorientierten Unternehmens- und Führungskultur nachzudenken.

So kam es trotz der Erfolge des laufenden Programms zur BGF Ende 2015 und Anfang 2016 zu einem erneuten deutlichen Anstieg der Fehlzeiten. Dies war jedoch nur teilweise durch Einzelereignisse (z. B. eine misslungene Knieoperation und eine plötzliche Augenerkrankung mit jeweils längeren Fehlzeiten) erklärbar.

Ferner gab es einen situations- und konfliktbedingten Vertrauensverlust in einzelne Führungskräfte, der zu einem konkreten Nachdenken darüber anregte, wie im Unternehmen kommuniziert und Konflikte geregelt werden sollen.

Ein weiteres Motiv war schließlich auch die Kostenoptimierung, da es zu konjunkturellen Schwankungen kam, die mit Liquiditätsschwierigkeiten und einer verspäteten Lohnzahlung einhergingen.

3. Thema und Zielsetzung des Projektes

Die Geschäftsführung des Unternehmens möchte eine mitarbeiterorientierte Unternehmens- und Führungskultur einzuführen, um Gesundheit und Betriebserfolg zu steigern und so den Fortbestand des Unternehmens mittel- und langfristig zu sichern.

Mithilfe des Verfassers und auf der wissenschaftlichen Basis des Bielefelder Unternehmensmodells sollen deshalb in diesem Kleinunternehmen die Bedingungen einer mitarbeiterorientierten Unternehmens- und Führungskultur erhoben werden, um notwendige Maßnahmen zur Verbesserung der gesundheitlichen und betriebswirtschaftlichen Ergebnisse zu identifizieren.

Eine partnerschaftliche Arbeitsatmosphäre und ein kollegiales Miteinander als Folgen einer mitarbeiterorientierten Unternehmenskultur sind ausdrücklich erwünscht, sollen jedoch kein Selbstzweck sein. Das Projekt verfolgt deshalb einen salutogenen und prospektiven Ansatz, der sich sowohl auf die Organisation als auch das Verhalten der Mitarbeiter und Führungskräfte erstreckt. Das Projekt wird über die Projektarbeit hinaus andauern. Die Unternehmensleitung möchte das BGM nicht auf Themen der individuellen Verhaltensprävention beschränken, sondern als einen von allen Beteiligten mitgestalteten kontinuierlichen Organisationsentwicklungsprozess verstehen. Daher ist es ein weiteres Ziel, ein Kennzahlensystem für das gesamte Unternehmen zu erstellen, das frühzeitig Entwicklungen aufzeigt.

4. Theoretischer Kontext

Der Begriff Unternehmenskultur ist in der einschlägigen Literatur bisher nicht einheitlich definiert, überträgt aber inhaltlich den Kulturbegriff in den Kontext von Unternehmen. Umgangssprachlich bezeichnet Unternehmenskultur die „Art und Weise, wie man sein Geschäft betreibt" (Homma und Bauschke 2015, 2). Etwas spezifischer, aber durchaus kurz und treffend definiert Hofstede Unternehmenskultur als „The collective programming of the mind that distinguishes the members of one organization from another." (Hofstede und Hofstede 2005, 283). Der von ihm verwendete Begriff der Programmierung zeigt bereits, dass Unternehmenskultur in jedem Unternehmen individuell ausgeprägt ist und eine eigene Historie aufweist.

Der umfassende, schlagwortartige Begriff der Unternehmenskultur ist jedoch als solcher in einem Unternehmen nicht zu erheben. Es bedarf daher einer Beschreibung, in welchen Komponenten Unternehmenskultur sich ausgeprägt zeigt und mit welchen messbaren Parametern sie erhoben werden kann. Für das vorliegende Projekt wurde hierfür das Bielefelder Unternehmensmodell gewählt, das damit zugleich die wissenschaftlich-theoretische Grundlage von Projektarbeit und Masterthesis bildet.

Dieses Modell hat als zentrale Annahme, dass Sozialkapital einen immateriellen Vermögenswert darstellt, der gemeinsam mit weiteren Faktoren Einfluss auf die Gesundheit der Organisationsmitglieder und betriebswirtschaftlichen Ergebnisse eines Unternehmens nimmt. In jedem Unternehmen gibt es sog. Treiber (unabhängige Variablen) in unterschiedlich starker Ausprägung, die nach dem Modell Einfluss auf die Ergebnisse (abhängige Variablen) nehmen.

Wesentlicher Treiber des Modells ist – der Grundannahme entsprechend – das Sozialkapital von Organisationen in seinen drei Komponenten Netzwerkkapital, Führungskapital und Überzeugungs- und Wertekapital (Badura et al. 2013, 51). Das Netzwerkkapital hat eine salutogene Wirkung für die Mitarbeitergesundheit und hilft Prozesse zu ermöglichen, zu verbessern und zu beschleunigen. Dadurch kann die Produktivität des Unternehmens gesteigert werden (Badura et al. 2013, 51). Das Führungskapital kann sich salutogen oder pathogen auf die Mitarbeitergesundheit auswirken. Insbesondere bei Personalentscheidungen zeigen sich die faktisch gültigen Werte und Ziele einer Organisation. Dies wiederum beeinflusst das Klima der Organisation zum Guten oder Schlechten. Daher ist das Verhalten der Führungskräfte – und mithin die Führungskultur – ein entscheidender gesundheitsrelevanter Faktor (Badura et al. 2013, 52). Dies betont u. a. auch Goleman: „Auch wenn Emotionen und Stimmungen aus unternehmerischer Sicht belanglos erscheinen mögen, haben sie reale Konsequenzen für die Arbeit" (Goleman et al. 2005, 30). Bei einer hohen Ausprägung eines gemeinsamen Überzeugungs- und Wertekapitals aller Akteure innerhalb einer Organisation ist auch das Gesamtverhalten einer Organisation besser vorhersehbar und berechenbar. Gemeinsame Werte, Überzeugungen und Regeln reduzieren den Aufwand an Koordination, Kontrolle und Aushandlung durch Verpflichtung auf gemeinsame Ziele und verbindliche Verhaltensstandards. Dies verhindert einerseits Konflikte und steigert andererseits das Kohärenzgefühl. Ebenso wirken sich gemeinsame Werte und Überzeugungen auf das Führungsverhalten aus und wirken darauf zurück (Badura et al. 2013, 53-54).

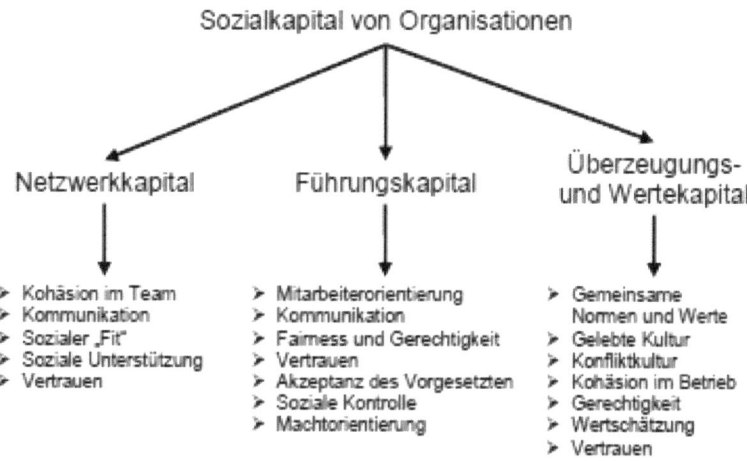

Abbildung 4-1: Das Sozialkapital von Organisationen: Elemente und Indikatoren,
Darstellung von Badura et. al., 2013, 51

Die beiden anderen Treiber im Modell sind zum einen die immateriellen Arbeitsbedingungen und zum anderen die fachliche Qualifikation der Mitarbeiter. Wissenschaftlich gut belegt sind die möglichen pathogenen Einflüsse der immateriellen Arbeitsbedingungen auf Kognition, Motivation, Emotion, biochemische Prozesse und Verhalten (Bertelsmann Stiftung et al., 2004). Die fachliche Qualifikation eines Mitarbeiters trägt dazu bei, dass Belastungen und Risiken vermieden beziehungsweise gesundheitsförderlich damit umgegangen werden kann. Daher gilt die Qualifikation als ausschlaggebend für die Wettbewerbsfähigkeit und den Erfolg der Organisation. Qualifikation im Sinne des Modells besteht daher aus einer Symbiose von Wissen und Erfahrung (Badura et al. 2013, 56).

Diese genannten Treiber sind direkt beeinflussbar und wirken sich auf die Ergebnisse aus (Badura et al. 2013, 49). Sie gliedern sich in Früh- und Spätindikatoren. Frühindikatoren weisen darauf hin, ob sich Prozesse in die gewünschte Richtung entwickeln oder das Eintreten unerwünschter Ergebnisse wahrscheinlich wird und sie geben einen Hinweis darauf, ob und wo im Unternehmen Interventionsbedarf besteht. Als Frühindikatoren gelten das psychische und physische Befinden, die Bindung an die Organisation (Commitment), Organisationspathologien und Work-Life-Balance (Badura et al. 2013, 56-57). Spätindikatoren sind im Modell die Betriebsergebnisse, die angestrebt werden oder vermieden werden sollen. So bilden eine hohe Qualität der Arbeitsergebnisse und hohe Produktivität in jedem Unternehmen ein erstrebenswertes Ergebnis, während Fehlzeiten, Arbeitsunfälle und Fluktuation aus humanitären Gründen und den damit verbundenen Kosten vermieden werden sollen (Badura et al. 2013, 58-59).

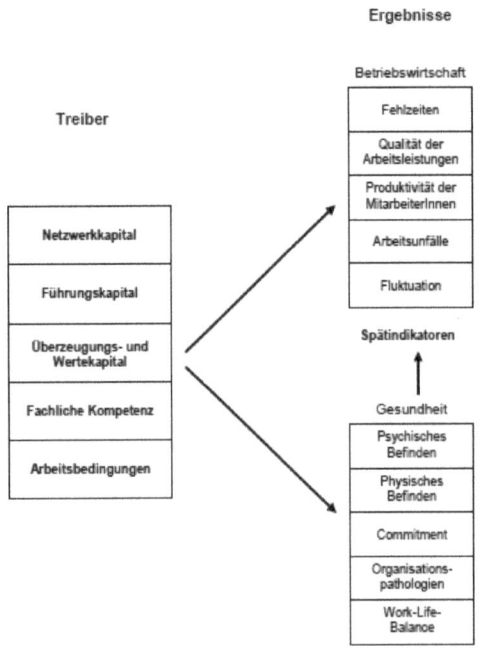

Abbildung 4-2: Das Bielefelder Unternehmensmodell, Darstellung von Badura et. al., 2013, 50

Dieses soeben in seinen wesentlichen Grundzügen dargestellte Bielefelder Unternehmensmodell eignet sich als Grundlage für die hier relevante Thematik einer mitarbeiterorientierten Unternehmens- und Führungskultur. Denn zum einen eröffnet das Bielefelder Unternehmensmodell mit der Fragestellung, wie sich Arbeit und Organisation auf die physische und psychische Leistungsfähigkeit von arbeitenden Menschen auswirken, eine noch neue gesundheitswissenschaftliche Perspektive, wo bislang Unternehmen rein aus betriebswirtschaftlicher, technischer, psychologischer oder soziologischer Sicht betrachtet wurden (Badura et al. 2013, 49). Zum anderen sind die genannten Treiber wichtige Indikatoren für die Ausprägung einer Unternehmenskultur, denn z. B. wirkt sich die Höhe des Sozialkapitals im Unternehmen auf den Umgang mit Konflikten und Schwierigkeiten aus, was wesentliche Frage einer Unternehmenskultur ist (Badura et al. 2013, 49, 54). Gleichermaßen wird die Führungskultur im Treiber „Führungskapital" gesondert ausgewiesen, bildet aber zutreffend einen Teil der gesamten Unternehmenskultur. Schließlich wird auch die Frage der Mitarbeiterorientierung vom Modell berücksichtigt und als Einsatz der Führungskräfte für die Belange der Mitarbeiter verstanden. Denn in der asymmetrischen Kommunikation ist das schwächere Glied – in diesem Fall der Mitarbeiter – auf faire und gerechte Behandlung und eine gelingende Kommunikation angewiesen (Badura et al. 2013, 53).

Darüber hinaus lässt sich das Modell auch mit der o. g. Definition Hofstedes von Unternehmenskultur in Übereinstimmung bringen. So enthalten die im Modell genannten Komponenten des Sozialkapitals all die Elemente, die Individuen und Unternehmen im Sinne Hofstedes voneinander unterscheiden. Zudem zeugen sowohl die drei Sozialkapitalkomponenten als auch die Gestaltung der immateriellen Arbeitsbedingungen und die Investitionen in die fachliche Qualifikation der Mitarbeiter deutlich, welche Grundhaltung die Unternehmensmitglieder – die von ihm genannte „Programmierung" – haben und in welchem Maß sie bei den Unternehmensverantwortlichen als mitarbeiterorientiert ausgeprägt ist. Schließlich lassen auch die Ergebnisparameter des Modells in ihrer jeweiligen Ausprägung Rückschlüsse auf die Programmierung der Mitglieder im Unternehmen und damit auch die Unternehmenskultur zu. Z. B. zeigen die Work-Life-Balance und die vieldiskutierte Erreichbarkeit von Mitarbeitern deutlich, welchen Stellenwert die Unternehmensverantwortlichen dem Privatleben der Mitarbeiter einräumen.

Nach alldem erweist sich, dass die Vielschichtigkeit einer Unternehmens- und Führungskultur in den Treibern des Bielefelder Unternehmensmodells sehr gut abgebildet wird. Die in der vorliegenden Arbeit geplante Erhebung von Treibern und Ergebnissen des Modells lässt somit direkte und indirekte Rückschlüsse auf die Unternehmens- und Führungskultur und die Frage, inwieweit sie bereits als mitarbeiterorientiert ausgeprägt ist und noch verbessert werden kann, zu.

5. Projektvorbereitung und Planung

Die Projektvorbereitung umfasste Vorüberlegungen zur Art des Projektes und notwendigen Erfolgsfaktoren. Nach methodischen Überlegungen und Erarbeitung der Projektstruktur wurden notwendige Teilprojekte identifiziert und ein Projektablaufplan erstellt.

5.1 Vorüberlegungen

In einem ersten Schritt wurde überlegt, ob und in welcher Form es sich bei dem geplanten Vorhaben, eine mitarbeiterorientierte Unternehmenskultur in einem Kleinunternehmen einzuführen, um ein Projekt handelt.

Nach der DIN-Norm 69901 ist ein Projekt ein einmaliges Vorhaben mit hervorgehobener Bedeutung, das aus einem Satz von abgestimmten und gelenkten Tätigkeiten besteht und unter Berücksichtigung von Ressourcen (Qualität, Zeit und Kosten) ein Ziel erreichen soll. Dabei ist das zu erreichende Ziel klar, der Lösungsweg hingegen offen. Hinzu kommt häufig noch, dass Beteiligte aus mehreren Unternehmensbereichen ihr Wissen abteilungsübergreifend einbringen und mitarbeiten sollen. Projekte zeichnen sich durch ein gewisses Maß an Komplexität aus, die man zusätzlich in soziale und inhaltlich-sachliche Komplexität gliedern kann. Hieraus ergeben sich folgende Komplexitätsstufen von Projekten (Münch 2016, S. 2-5):

- Standard-Projekte (niedrige soziale und niedrige sachliche Komplexität),
- Potenzial-Projekte (niedrige soziale und hohe sachliche Komplexität),
- Akzeptanz-Projekte (hohe soziale und niedrige sachliche Komplexität) und
- Pionier-Projekte (hohe soziale und hohe sachliche Komplexität).

Beim dem Vorhaben, eine mitarbeiterorientierte Unternehmens- und Führungskultur im genannten Unternehmen einzuführen, handelt es sich um ein einmaliges Geschehen, das im Zeitraum von zwei Jahren durchgeführt werden soll. Es hat eine enorme Bedeutung, da die Geschäftsführung sich damit bereit erklärt, althergebrachte Arbeitsweisen und Routinen zu verändern und sich möglicherweise einer veränderten Kultur der Zusammenarbeit öffnet. Die Durchführung des vorliegenden Projektes stellt aufgrund der hohen sozialen Komplexität und der hohen sachlichen Komplexität ein Pionier-Projekt dar. Die hohe soziale Komplexität ergibt sich aus der Notwendigkeit alle Mitarbeiter einzubeziehen, verschiedene Interessen sinnvoll zu integrieren, Widerstände abzubauen, Koalitionen aufzubauen und eine Vision zu vermitteln, die eine kritische Masse erreicht, um die Veränderung möglich zu machen. Die hohe sachliche Komplexität ergibt sich daraus, die passenden Analysetools auszuwählen, anzuwenden und den betriebsspezifischen Zusammenhang zwischen betriebswirtschaftlichen Ergebnissen und Gesundheit zu analysieren. Im Anschluss daran gilt es im Spannungsfeld zwischen Messbarkeit, Wahrnehmbarkeit und Erfolgswahrscheinlichkeiten passende Maßnahmen vorzuschlagen und durchzuführen.

In einem zweiten Schritt wurde deshalb überlegt, welche Faktoren notwendig sind, um einen Erfolg des Projektes zu sichern. Zum einen erfordern die soeben genannten Herausforderungen von der Projektleitung ausgeprägte Kommunikations-, Konflikt- und Überzeugungsfähigkeiten. Zusätzlich benötigt solch ein Vorhaben eine gute Vernetzung innerhalb der Organisation. Weitere Erfolgsfaktoren sind die Information und Beteiligung aller Betroffenen, klare Verantwortlichkeiten, Entscheidungsspielräume und ein deutliches Commitment der Geschäftsführung. Diese Faktoren gilt es über den gesamten Projektverlauf zu sichern (Münch 2016, S. 5).

Einen weiteren Erfolgsfaktor stellt – aus der Perspektive von Mitarbeitern, Führungskräften und Geschäftsführung des Unternehmens – der Umstand dar, dass der Verfasser als externer Dienstleister bereits seit über drei Jahren im Unternehmen Maßnahmen zur BGF anbietet und nunmehr auch die Einführung einer mitarbeiterorientierten Unternehmens- und Führungskultur begleitet. Durch die häufige Präsenz des Verfassers im Unternehmen und die damit verbundenen Möglichkeiten schneller Kommunikation bestehen ein hohes Vertrauensverhältnis und direkte Interaktionsmöglichkeiten auch außerhalb für das Projekt festgelegter Zeiten. Erfolgsrelevant ist auch die Kommunikationsstrategie des Verfassers gegenüber den Organisationsmitgliedern. Sie berücksichtigt die unterschiedlichen Motive von Mitarbeitern und Geschäftsführung und versucht das Spannungsfeld aus Unzufriedenheit und Problembewusstsein einerseits und dem notwendigen Glauben an einen machbaren Wandel andererseits für eine Veränderung fruchtbar zu machen. Inhaltlich erfolgte die Gestaltung anhand des wissenschaftlich untermauerten Ansatzes Limbic® von Dr. Hans-Georg Häusel (Häusel 2014, 139-182).

In einem dritten Schritt wurde schließlich überlegt, wie die einzelnen Prozessschritte geplant und aufeinander abgestimmt werden müssen, um einen sinnvollen Ablauf und damit ein Gelingen des Gesamtprojektes zu sichern. Hierzu wurde auf die beiden im Folgenden dargestellten Projektmodelle zurückgegriffen. Die dort vorgestellten Einzelschritte werden vorliegend in den jeweiligen Teilprojekten dargestellt.

Da es bei der Einführung einer mitarbeiterorientierten Unternehmens- und Führungskultur um einen Kulturwandel geht wird im Projekt zunächst ein sog. Kulturassessment nach Sackmann durchgeführt (Sonntag 2015, Folie 60):

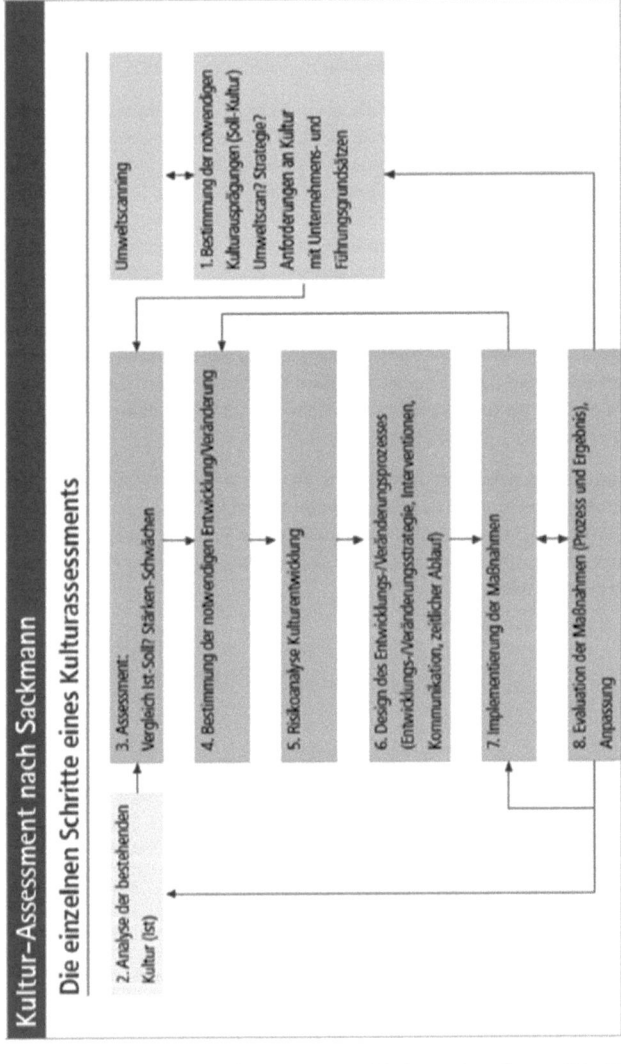

Abbildung 5-1: Kultur-Assessment nach Sackmann, Darstellung von Hubert Sonntag

Auf Basis der dabei ermittelten Ergebnisse wird sodann ein Transformationsprozess der Unternehmenskultur durchzuführen sein, für dessen Durchführung das 8-Stufen-Modell nach Kotter (Sonntag 2015, Folie 79) zugrunde gelegt wird:

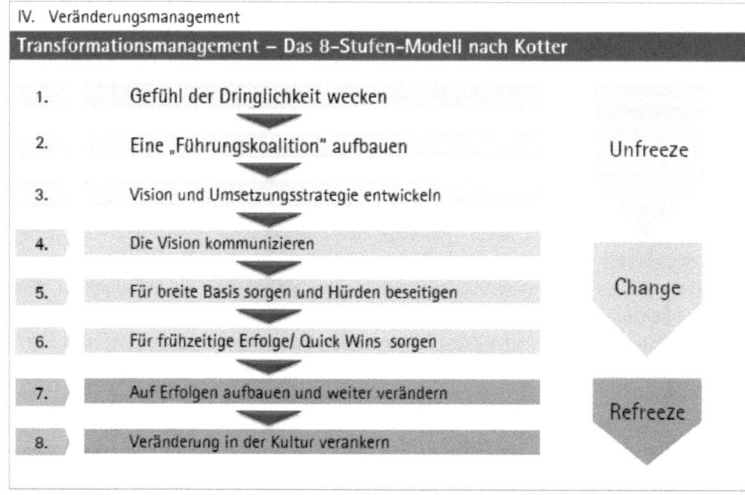

Abbildung 5-2: Das 8-Stufen-Modell nach Kotter, Darstellung von Hubert Sonntag

5.2 Projektstruktur

Ausgehend von den genannten Vorüberlegungen sind damit für das Projekt wesentlich zunächst die Bestimmung der Soll-Kultur und die Feststellung der Ist-Kultur (Schritte 1 & 2 des Kulturassessments nach Sackmann, siehe Abbildung 5-1).

Die Sollkultur wird nach einer notwendigen Information aller Beteiligten im Rahmen eines Strategieworkshops erarbeitet (Teilprojekt 1: Informations- und Strategieworkshop).

Für die Feststellung der Ist-Kultur und damit der Erhebung der Treiber im Sinne des Bielefelder Unternehmensmodells wird eine Querschnittsuntersuchung im Unternehmen durchgeführt. Die Bestandsaufnahme soll in Form einer Datenerhebung durch eine anonymisierte Mitarbeiterbefragung erfolgen (Teilprojekt 2: MAB). Grundlage hierfür ist der ProSoB-Fragebogen, der um Fragen zur emotionalen Erschöpfung ergänzt wird, um Hinweise auf das Vorhandensein von Präsentismus zu erlangen. Die vollstandardisierte Befragung wird ergänzt durch Aufnahme offener Fragestellungen, bei denen die Mitarbeiter nach Ideen zur Verbesserung ihrer gesundheitlichen Situation und der betriebswirtschaftlichen Situation des Unternehmens gefragt werden. Die Datenauswertung beschränkt sich als eine Bestandsaufnahme auf eine deskriptiv statistische Grundauswertung zu allen erhobenen Merkmalen (Mittelwert, Prozentverteilung und ggf. Standardabweichung). Da es sich um ein Kleinunternehmen mit 33 Beschäftigten handelt wird die standardisierte Befragung in Abhängigkeit vom Ausgang der Mitarbeiterbefragung entweder durch eine Gruppendiskussion mit den Mitarbeitern oder Experteninterviews mit den Führungskräften ergänzt (Teilprojekt 3).

Anschließend werden die Ergebnisse der Bestandsaufnahme genutzt, um Maßnahmen zur Verbesserung der gesundheitlichen und betriebswirtschaftlichen Ergebnisse zu identifizieren (Teilprojekt 4: Maßnahmenplanung und -durchführung). Dies bildet zugleich den Schritt drei des Kulturassessments nach Sackmann (s. Abb. 5-1).

An dieser Stelle enden die fürs Studium relevanten Arbeitsschritte. Das Projekt wird jedoch über die Masterthesis hinaus fortgesetzt. Die Maßnahmenvorschläge des Verfassers werden sukzessive der Geschäftsleitung, den Führungskräften und Mitarbeitern vorgestellt (Schritt 4 des Kulturassessments nach Sackmann, s. Abb. 5-1). Nach gemeinsamer Absprache bzw. Freigabe durch die Geschäftsführung werden die Maßnahmen durchgeführt. Im Rahmen der Freigabe erfolgen die Risikoanalyse und das Design des Veränderungsprozesses (Schritte 5 und 6 des Kulturassessments nach Sackmann, s. Abb. 5-1).

Bereits in der Planungsphase sind Zeiträume für die Implementierung von Maßnahmen (Schritt 7 des Kulturassessments nach Sackmann, s. Abb. 5-1) und deren Evaluation (Schritt 8 des Kulturassessments nach Sackmann, s. Abb. 5-1) berücksichtigt worden.

Außerhalb der Projektarbeit und Masterthesis erfolgt die Erstellung eines Kennzahlensystems für das Unternehmen mit Kennzahlen aus dem Bielefelder Unternehmensmodell (Teilprojekt 5). Ziel ist es, ein einziges System für das gesamte Unternehmen zu haben, in dem Treiber, Früh- und Spätindikatoren aus dem Bielefelder Unternehmensmodell enthalten sind. Dies soll u. a. deren zyklische Überprüfung und eine Früherkennung von Entwicklungen ermöglichen.

5.3 Teilprojekte

Aus der soeben vorstellten Projektstruktur ergeben sich die bereits genannten Teilprojekte, die nunmehr in ihren Details vorgestellt werden.

5.3.1 Informations- und Strategieworkshop

In diesem ersten Teilprojekt werden alle Beteiligten (Geschäftsführung, Führungskräfte und Ansprechpartner der Mitarbeiter) zunächst zum Anlass, den Hintergründen, Zielen und der Vision des Gesamtprojektes, eine mitarbeiterorientierte Unternehmens- und Führungskultur einzuführen, informiert. Zudem sollen Ergänzungen der Führungskräfte aufgenommen und eine gemeinsame Kommunikationsstrategie erarbeitet werden. Denn in der Praxis zeige sich laut Borg häufig die von Mitarbeitern berechtigte Kritik, dass insbesondere von Führungskräften besser informiert, kommuniziert, Ideen von Mitarbeitern besser aufgegriffen und Mitarbeiter mehr eingebunden werden sollen (Borg 2015, S. 12).

Die Information zum Projektablauf stellt das Bielefelder Unternehmensmodell vor und erläutert die einzelnen Projektschritte. Um ein hohes Problembewusstsein zu schaffen wird die zu Jahresbeginn bedrohliche betriebswirtschaftliche Situation aufgrund mangelnder Auftragslage thematisiert, die zugleich durch hohe Fehlzeiten, mangelhafte Qualität und zu niedrige Produktivität im Unternehmen verschärft wurde. Ziel dieses Teilschrittes ist es, eine Koalition mit den Führungskräften und Mitarbeitervertretern aufzubauen und im Dialog eine gemeinsame Vision und Umsetzungsstrategie zu entwickeln (Schritte 1 – 3 des Transformationsmanagements nach Kotter, s. Abb. 5-2).

Die Vision einer mitarbeiterorientierten Unternehmens- und Führungskultur ist überaus wichtig, denn sie soll erstens Entscheidungen erleichtern und die allgemeine Richtung des Wandels klarstellen. Die zweite wichtige Funktion einer Vision besteht darin, dass sie größere Veränderungen erleichtert, indem sie zu Handlungen motiviert, die nicht unbedingt im kurzfristigen Interesse des Mitarbeiters liegen, da Veränderungen im Einklang mit einer vernünftigen Vision fast immer mit Einschnitten verbunden sind (Kotter 2011, 61). Die dritte Funktion der gemeinsamen Vision ist die Absicht, die Handlungen der Mitarbeiter auf eine gemeinsame Richtung auszurichten und im Idealfall auf effiziente Weise zu koordinieren. Bei Gelingen besteht der Vorteil einer klaren Vision darin, dass alle Organisationsmitglieder selbst herausfinden, was zu tun ist, ohne sich dauernd untereinander abstimmen zu müssen, so dass Koordinationskosten geringgehalten werden können (Kotter 2011, 61-62).

Im Zusammenhang mit der Erarbeitung der Vision wird auch erhoben, welche Werte den Beteiligten wichtig und künftig in der Zusammenarbeit erwünscht sind, und an denen sich alle Unternehmensbeteiligten messen lassen sollen. Die Erhebung der Werte erfolgt mit dem Coaching-Tool „Werte im Visier" (Wehrle 2011, 93-97).

Um eine hohe Koalitionsbereitschaft zu erzeugen soll die gemeinsame Vision sodann durch ein Motto-Ziel auf Grundlage des Zürcher Ressourcenmodells (Storch und Krause 2011) ergänzt werden. Das Motto-Ziel soll als allgemeines Haltungsziel dienen, da derartig formulierte Ziele deutlicher als zum eignen Selbst gehörend erlebt werden (Storch und Krause 2011, 93) und sich die damit verbundene Vision auch auf motivationaler Ebene auswirken soll. Ohne eine solche angemessene und in einem Motto-Ziel greifbare Vision kann sich nach Kotter ansonsten ein Transformationsprozess schnell in eine Liste von verwirrenden, inkompatiblen und zeitaufwändigen Projekten auflösen, die in die falsche oder sogar in gar keine Richtung gehen (Kotter 2011, S. 6).

Das erarbeitete Motto soll deshalb ein identitätsstiftendes Ziel bilden, das situationsübergreifend und haltungsspezifisch wirkt und damit für das Gesamtprojekt die Zielerreichung begünstigt.

Über die Ergebnisse dieses Teilprojektes und der später durchzuführenden MAB werden die Beschäftigten in einer Betriebsversammlung informiert.

5.3.2 Mitarbeiterbefragung

Das zweite Teilprojekt besteht aus der Durchführung der Mitarbeiterbefragung (MAB), ihrer Auswertung und der Präsentation ihrer Ergebnisse im Unternehmen.

Die Methode der MAB wurde gewählt, um quantitative Daten von den Mitarbeitern zu erheben, die im Rahmen der Organisationsentwicklung verwendet werden sollen, um zu erfahren was die Mitarbeiter über wichtige arbeitsbezogene Themen denken, welche Einstellungen und Werte sie haben und wo Handlungsbedarf besteht (Borg 2015, 11). Die MAB soll Aufmerksamkeit auf Themen lenken, über die bisher möglicherweise zu wenig oder gar nicht nachgedacht wurde (z. B. die Zusammenarbeit und Rahmenbedingungen aus Mitarbeitersicht) und gezielte Fragen zu bestimmten Themen können helfen, die damit verbundenen Ziele schneller zu erreichen. Zudem können Problemhinweise von Mitarbeitern erlangt werden, die sich ansonsten nur schwer Gehör verschaffen können oder wollen. Zudem lassen sich unentdeckte Handlungsmöglichkeiten aufdecken, die Chancen für bessere Produktivität, Gesundheit und Innovationen bilden (Borg 2015, 21-23).

Das Analyse-Instrument MAB dient im Projekt also dazu, ein umfassendes und differenziertes Bild des Unternehmens aus Mitarbeitersicht zu zeichnen, ein Feedback zu Zufriedenheit und Unternehmenskultur zu erhalten, Führungsleistung zu messen, sowie Hinweise auf die Mitarbeitergesundheit und die wahrgenommene Arbeitssituation zu erlangen. Dabei wird die Meinung „des Mitarbeiters" gemessen, niemals die von einzelnen Befragten, denn mit der MAB wird beabsichtigt die Daten über Personen hinweg zu verrechnen und zu Statistiken zu verdichten (Borg 2015, 17). Zudem zeigt die Geschäftsführung mit der MAB gegenüber den Mitarbeitern bereits, dass ihr deren Gesundheit und Wohlbefinden wichtig sind. Überdies erlaubt der Einsatz einer standardisierten MAB den Vergleich mit anderen Unternehmen und noch wichtiger ein internes Benchmarking, wobei durch letzteres mit interessanten Diskussionen und viel Bewegung bei Mitarbeitern und Führungskräften gerechnet wird.

Schließlich wurde die die Methode der MAB auch deshalb gewählt, weil es im Unternehmen geplant ist, eine MAB als regelmäßige Routine im Rahmen eines ständigen Organisationsentwicklungsprozesses zu etablieren, denn die quantitative Datenerhebung erleichtert das Sichtbarmachen von Veränderungen und ist weniger zeit- und kostenintensiv als andere Methoden.

Die Mitarbeiterbefragung (MAB) erfolgt als Vollbefragung, um alle Unternehmensmitglieder einzubinden. Zudem verfügt das Unternehmen ohnehin nur über 33 Beschäftigte und somit wäre eine Stichprobenbefragung nicht ausreichend aussagekräftig.

Die MAB wird mittels des ProSoB-Fragenbogens durchgeführt. Dieser erfragt gezielt die Treiber des Bielefelder Unternehmensmodells und wird daher in der Ausführung verwendet, die aus dem Projekt „Kennzahlenentwicklung und Nutzenbewertung im BGM" des Jahres 2006/2007 der Fakultät für Gesundheitswissenschaft der Universität Bielefeld entstammt.

Die Befragung erfolgt schriftlich im Rahmen einer Klassenraumbefragung während der Arbeitszeit. Bei der Planung wurde darauf geachtet, dass zum Befragungszeitpunkt möglichst alle Mitarbeiter anwesend waren.

Die Datenauswertung nach der MAB beschränkt sich im Sinne einer Bestandsaufnahme auf eine deskriptiv statistische Grundauswertung zu allen erhobenen Merkmalen (Mittelwert, Prozentverteilung und ggfs. Standardabweichung). Aus Auswertung und Analyse soll ersichtlich werden, in welchen Bereichen mit welcher Dringlichkeit eine Veränderungsnotwendigkeit besteht. Die Verantwortung für die Auswertung und Aufbereitung obliegt allein dem Verfasser.

Nach Auswertung der MAB werden die Ergebnisse sukzessive der Geschäftsführung, den Führungskräften und den Mitarbeitern präsentiert. Dies wird nach Rücksprache mit der Geschäftsführung ergänzt um die erneute Kommunikation und Betonung der bereits im Strategieworkshop gemeinsam erarbeiteten zukünftigen Unternehmensvision (Schritt 4 im Transformationsmanagement nach Kotter, s. Abb. 5-2).

5.3.3 Experteninterviews und/ oder Fokusgruppen

Während die MAB den Regeln der empirischen Sozialforschung folgt, sollen nach deren Auswertung und Ergebnispräsentation in Abhängigkeit von den Ergebnissen sodann Experteninterviews und/ oder Fokusgruppen durchgeführt werden, die methodisch der qualitativen Sozialforschung entstammen.

Nachdem – wovon auszugehen ist – die MAB auffällige Bereiche und Problemthemen aufgezeigt hat sollen diese sodann näher untersucht werden, um zielgerichtete Maßnahmen zur Verbesserung zu erarbeiten und sie zu priorisieren. Hierbei soll die Stärke der qualitativen Sozialforschung genutzt werden, dass deren Techniken an die jeweiligen Bedürfnisse und Bedingungen angepasst werden können, damit Ergebnisse gegenstandsadäquater werden (Mayring 1996, 48).

Das Experteninterview oder die Fokusgruppe sollen zudem eine stärkere Vertrauensbeziehung zwischen dem Interviewer, in diesem Fall dem Verfasser, und den Befragten zu begründen (Mayring 1996, 51). Dies ist vorteilhaft, da der Verfasser später die notwendigen Maßnahmen umsetzen soll. Die Einbindung von Führungskräften und Mitarbeitern über die MAB hinaus fördert überdies die Kommunikation und den Zusammenhalt (Kohäsion) in der Organisation (Borg 2015, 23). Bereits die in diesem Rahmen erfolgende Einbeziehung der Mitarbeiter wirkt sich damit auf das Überzeugungs- und Wertekapital, einen Treiber im Sinne des Unternehmensmodells, aus und kann so bereits zur Erhöhung der Unternehmenskultur und Verbesserung der Früh- und Spätindikatoren beitragen.

Insoweit unterstützt die qualitative Analyse bereits die Einführung bzw. die Verbesserung einer mitarbeiterorientierten Unternehmens- und Führungskultur und bildet zugleich auch die Schritte Nr. 5 und Nr. 6 im Sinne des Transformationsmanagements nach Kotter (Abbildung 5-2). Einerseits wird durch den weiteren Einbezug von Experten oder Gruppen für eine breitere Basis gesorgt und allein das Stattfinden von Interviews oder Fokusgruppen kann bereits einen schnellen Erfolg, einen sog. Quick-Win im Sinne des Transformationsmanagements nach Kotter (s. Abbildung 5-2), darstellen. Diese schnellen Erfolge sind nützlich und wichtig, da sie das Durchhaltevermögen für den Gesamtprozess aufrechterhalten. Denn tiefgreifender Wandel braucht seine Zeit, insbesondere bei einem Kulturwandel, so dass viele Menschen Belege für dessen Voranschreiten benötigen, um den Prozess durchzuhalten (Kotter 2011, 100). Dennoch wird das bloße Durchführen der Interviews oder Fokusgruppen allein als schneller Erfolg nicht ausreichen. Für einen wirklichen schnellen Erfolg sind drei Punkte wichtig (Kotter 2011, 102):

1. Er ist sichtbar und viele Menschen können sich so selbst überzeugen, ob es sich um ein echtes Resultat oder nur einen Hype handelt.
2. Er ist eindeutig. Es gibt keine Kritikpunkte.
3. Er bezieht sich klar auf den Wandelprozess.

Ein weiteres Ziel wird es innerhalb der qualitativen Analyse deshalb sein, Möglichkeiten für schnelle Erfolge zu finden, die den genannten drei Kriterien entsprechen.

Entscheidend für die Auswahl, ob Experteninterviews oder Fokusgruppen durchgeführt werden, wird sein, ob Lösungsmöglichkeiten für die in der MAB aufgezeigten Problembereiche eher in der vertiefenden Arbeit mit einem Experten oder im Gruppenkontext zu finden sein werden. Die Experteninterviews sind Interviews mit einer einzelnen Person. Wer als Experte gilt, ist abhängig von der zu untersuchenden Fragestellung. Von dieser abhängig ist auch die methodische Ausgestaltung des Interviews, als offenem oder geschlossenem Interview und nicht-standardisiertem oder standardisiertem Interview. Tendenziell wird ein offenes problemzentriertes und damit teilstandardisiertes Interview gewählt werden, da der Befragte in diesem Fall sagen kann, was ihm zum Thema wichtig ist. Die Problemzentrierung ergibt sich aus den Ergebnissen der MAB, so dass der Interviewer die Möglichkeit hat, bestimmte Aspekte zu erarbeiten und einen Interviewleitfaden zusammenzustellen. Die Kernprinzipien bei der Durchführung eines Interviews, nämlich die Problemzentrierung, die Gegenstandsorientierung und die Prozessorientierung (Witzel 1982, 72) sollen beachtet werden; im Sinne der qualitativen Sozialforschung kommt Offenheit als ein weiteres wesentliches Merkmal für die Interviewdurchführung hinzu (Mayring 1996, 51).

Während sich das Experteninterview auf eine einzelne Person konzentriert, geht es in der Fokusgruppe vor allem darum, Probleme zu besprechen, die verdeckte kollektive Einstellungen, Motive, Vorurteile oder Ideologien betreffen. Bei Einzelbefragungen z. B. zur Führungsqualität im Unternehmen würden viele wichtige Punkte nicht angesprochen werden, die sich bei einer Gruppendiskussion hingegen recht schnell zeigen können. Denn erfahrungsgemäß kann es dazu kommen, dass in gut geführten Gruppendiskussionen Rationalisierungen und psychische Sperren durchbrochen werden und die Beteiligten Einstellungen offenlegen, die auch im Alltag das Denken, Fühlen und Handeln bestimmen. Die Auswahl der Gruppenteilnehmer wird sich aus der jeweiligen Fragestellung ergeben. Der Diskussionsleiter präsentiert einen Reiz, z. B. ein Ergebnis der MAB, und lässt dann die Gruppe darüber zunächst frei diskutieren. Am Ende erfolgt idealerweise eine Metadiskussion, d.h. ein Gespräch über die thematische Diskussion, da hier Lernchancen für alle Beteiligten liegen. Für eine systematische Auswertung ist es, sowohl beim Experteninterview als auch der Fokusgruppe, sinnvoll, die Diskussion auf Tonband aufzunehmen oder ein Video anzufertigen (Mayring 1996, 58-61) oder zumindest zur Ergebnissicherung ein Protokoll anzufertigen.

5.3.4   Maßnahmenplanung und Durchführung

Zu diesem vierten Teilprojekt kann zum Zeitpunkt der Projektarbeit noch keine Aussage getroffen werden, da noch keine Ergebnisse der MAB vorliegen. Im Unternehmen besteht jedoch die Bereitschaft hierfür Ressourcen bereitzustellen. Die Maßnahmenplanung erfolgt in Abhängigkeit von den Ergebnissen der Mitarbeiterbefragung und der Experteninterviews bzw. Fokusgruppen.

Die Maßnahmenplanung und -durchführung selbst soll dann für eine breite Basis sorgen, schnelle Erfolge erzielen und auf diesen aufzubauen und weitere Veränderungen bewirken. Damit bilden Maßnahmenplanung und Maßnahmendurchführung die Schritte 5 – 7 des Transformationsmanagements nach Kotter (s. Abb. 5-2). Zwar tragen die vorangegangenen Schritte 1 – 4 eine Menge dazu bei, Menschen für den Wandel zu befähigen, dennoch kann es dann immer noch zahlreiche Hindernisse geben, die den notwendigen Wandel verhindern. Im Rahmen der

Maßnahmenplanung werden sowohl verhaltens- als auch verhältnisorientierte Maßnahmen berücksichtigt. Die Einbeziehung der Mitarbeiter bei der Maßnahmenplanung und auch Durchführung wird vom Verfasser als essentielle Voraussetzung bei der Einführung einer mitarbeiterorientierten Unternehmens- und Führungskultur gesehen, da diese eine Kraftquelle darstellen können, die man erschließen kann, um die Leistung der Organisation zu steigern (Kotter 2011, 98). Zudem sollen schnelle Erfolge nicht dem Zufall überlassen werden und stehen daher auch im Fokus der Planung und Durchführung. Da es sich beim vorliegenden Projekt um ein abteilungsübergreifendes Projekt mit hoher Interdependenz handelt, ist damit zu rechnen, dass der Kulturwandel hierdurch erschwert wird. Deshalb werden diese Interdependenzen bei der Maßnahmenplanung berücksichtigt, um die Maßnahmen und deren Auswirkungen besser gestalten zu können.

Nach der Maßnahmenplanung unterbreitet der Verfasser der Geschäftsführung Maßnahmenvorschläge zur Verbesserung einer mitarbeiterorientierten Unternehmens- und Führungskultur. Eine Entscheidung über deren Durchführung oder Nichtdurchführung trifft allein die Geschäftsführung.

5.3.5 Erstellung eines Kennzahlensystems

Das zu erstellende Kennzahlensystem, das den der Stand der Treiber und Indikatoren des Bielefelder Unternehmensmodells enthält, soll allen Mitgliedern der Organisation signalisieren, was sie jeden Tag tun sollten, um in der Zukunft ihre Gesundheit zu erhalten und gute betriebswirtschaftliche Ergebnisse zu erzielen.

In diesem Schritt sollen im Unternehmen die Ergebnisse der MAB in das Unternehmensmanagement integriert werden. Ziel ist es, das bisherige Kennzahlensystem kritisch zu prüfen und ein System zu erstellen, das neben den bisherigen unternehmensspezifischen Kennzahlen Treiber, Früh- und Spätindikatoren des Bielefelder Unternehmensmodells enthält.

Das Kennzahlensystem soll helfen, Veränderungen im Leistungspotenzial des Unternehmens frühestmöglich erkennen zu können, da diese sich zeitversetzt auf den Betriebserfolg auswirken können. Da sich viele dieser Kennzahlen einer monetären Bewertung entziehen handelt es sich dann dabei um Indikatorkennzahlen (Badura et al. 2013, 326). Mit der Geschäftsleitung wurde besprochen, dass man Kennzahlen zusammenstellt die viele Aspekte darstellen, die sich auf Sozialkapital auswirken. Dabei ist bewusst, dass nicht alle Kennzahlen monetarisierbar sein werden.

Zu jeder Kennzahl des Kennzahlensystems soll zur Nachvollziehbarkeit ein Datenblatt entwickelt werden und intern abgelegt werden. Geklärt werden in diesem Arbeitsschritt welche Prioritäten bei der Erstellung des Systems gelten, z. B. betriebswirtschaftliche Berechnung, Vergleichbarkeit mit anderen Unternehmen, u. a.

Die Erstellung des Kennzahlensystems erfolgt durch den kaufmännischen Geschäftsführer in Zusammenarbeit mit dem Verfasser, jedoch zeitlich bereits außerhalb der Projektarbeit und Masterthesis.

5.4 Projektablaufplan

Im Folgenden findet sich der Projektablaufplan mit bislang festgelegten Terminen

Pos.	Einzelschritte und Meilensteine	Zeitplan	Bemerkungen
1.	**Einleitungs- & Planungsphase**	1. April 2016 – 8. Juli 2016	
1.1.	Auftragsklärung mit der Geschäftsführung (GF)	1. April 2016 - 8. April 2016	2 Termine mit den 3 GF zur genauen Abklärung mit weiteren Feinabstimmungen
1.2.	Projektpräsentation vor der GF	11. April 2016 & 19. April 2016	Information der GF über das Projekt, Inhalte und Laufzeit mit dem Ziel der Projektfreigabe und ggfs. Anpassung des Projektes.
1.3.	**Meilenstein:** Projektfreigabe durch GF	20. April 2016	
1.4.	Strategieworkshops mit Mitarbeitern (MA) und Führungskräften (FK)	27. April 2016 & 8. Juni 2016	Vorstellung des Bielefelder Unternehmensmodells, Entwicklung eines Handlungs- bzw. Mottoziels auf Basis des Züricher Ressourcen Modells (ZRM)
1.5.	Informationsphase der MA durch die FK	27. April 2016 - 15. Juni 2016	Ziel ist es, Transparenz zu schaffen und Widerstände abzubauen.
1.6.	**Meilenstein:** Projektpräsentation vor den MA, Vorstellung des Fragebogens	15. Juni 2016	
1.7.	Werbephase für MA und Möglichkeit zu Rückfragen	15. Juni 2016 - 7. Juli 2016	MA können bei allen Projektbeteiligten Rückfragen stellen.
2.	**Umsetzungs- und Analysephase**		
2.1.	**Meilenstein:** Mitarbeiterbefragung (MAB)	8. Juli 2016	Befragung aller MA mit dem ProSOB-Fragebogen
2.2.	Nachbefragungsphase für MA, die abwesenheitsbedingt nicht teilnehmen konnten.	9. Juli 2016 - 22. Juli 2016	Nachbefragung der MA über Personalabteilung mit Umschlägen zur Wahrung der Anonymität
2.3.	Auswertung der MAB	25. Juli 2016 – 14. Oktober 2016	Dateneingabe und -analyse, Berechnung von Ergebnissen
2.4.	Vorbereitung der Ergebnispräsentation	15. Oktober 2016 – 2. November 2016	

2.5.	Meilenstein: Ergebnispräsentation vor der GF	3. November 2016	Ergebnispräsentation mit der Möglichkeit zur Diskussion und Einholen von Maßnahmenvorschlägen der GF
2.6.	Meilenstein: Ergebnispräsentation vor den FK	18. November 2016	Ergebnispräsentation vor FK mit der Möglichkeit zur Diskussion und Einholen von Maßnahmenvorschlägen der FK
2.7.	Meilenstein: Ergebnispräsentation vor den MA	24. November 2016	Ergebnispräsentation vor MA mit der Möglichkeit zur Diskussion und Einholen von Maßnahmenvorschlägen der MA
2.8.	Meilenstein: Fokusgruppe(n) oder Experteninterview(s)	8. Dezember 2016 und/oder 13. Dezember 2016	Abhängig von den Ergebnissen der Mitarbeiterbefragung
2.9.	Erarbeitung von Maßnahmen zur Verbesserung der Ergebnisse	14. Dezember 2016 - 1. Januar 2016	Abhängig von den Ergebnissen der Mitarbeiterbefragung
2.10.	Maßnahmenplanung mit GF, FK und MA	2. Januar 2017 – 27. Januar 2017	Abhängig von den Ergebnissen der Mitarbeiterbefragung
2.11.	Organisation, Planung, ggf. Vorbereitung von Maßnahmen	30. Januar 2017 – 31. März 2017	
2.12.	Durchführung von Maßnahmen	3. April 2017 – 2. März 2018	
2.13.	Erstellung eines Kennzahlensystems	6. März 2017 – 28. April 2017	Erstellung eines Kennzahlensystems gemeinsam mit dem kaufmännischen GF, das Treiber, Früh- und Spätindikatoren des Bielefelder Unternehmensmodells enthält, um Veränderungen schnell zu erkennen.
3.	**Abschlussphase**		
3.1.	Evaluation der Maßnahmen gemeinsam mit GF, FK und MA	5. März 2018 – 29. März 2018	Die Methode der Evaluation ist abhängig von den gewählten Maßnahmen.
3.2.	Meilenstein: Presseinformation, Information von Verbänden, u.ä.	30. März 2018	Ziel ist es sich als attraktiver Arbeitgeber in der Region zu präsentieren.
3.3.	Meilenstein: Projektabschluss	30. März 2018	

6. Durchführung und Steuerung des Projektes

Von Beginn an unterstützte die Geschäftsführung die Planung und Durchführung des Projektes. Insbesondere der kaufmännische Geschäftsführer zeigte reges Interesse und informierte sich über das Bielefelder Unternehmensmodell, was sowohl bei der Auftragsklärung als auch bei der Planung des Gesamtprojektes und der folgenden Feinabstimmung hilfreich war. Ebenfalls äußerst engagiert zeigte sich der Geschäftsführer, der für den Vertrieb zuständig ist. Dieser ließ sich das Modell intensiv erklären und wirkte bei der Ausgestaltung des Fragebogens und der Planung des Projektablaufs mit. Die Phase der Auftrags- und Zielklärung gestaltete sich somit äußerst konstruktiv und mündete in der Auftragserteilung für das Gesamtprojekt. Aus Sicht des Verfassers war es bei der Kommunikation des Zieles essentiell zu betonen, dass es neben der Gesundheitssteigerung auch um die Steigerung von Betriebsergebnissen geht. Damit konnten auch Teile der Belegschaft für das Thema Unternehmenskultur sensibilisiert werden, die bisher kein großes Interesse am Thema Gesundheit hatten.

Mit der Auftragserteilung übergab die Geschäftsführung die Projektsteuerung dem Verfasser. Notwendige Steuerungsmaßnahmen waren in dieser Phase des Projektes die Terminvereinbarung mit Betroffenen und die Absprache der einzelnen Projektschritte.

Bislang sind die Teilprojekte 1 und 2 durchgeführt.

6.1. Teilprojekt 1: Durchführung des Informations- und Strategieworkshops

Kern dieses Teilprojektes war der Informations- und Strategieworkshop, an dem neben Geschäftsführung und Führungskräften auch Mitarbeitervertreter teilnahmen. Er fand an zwei Tagen im sechswöchigen Abstand statt. Eine Woche später gab es dann eine Informationsveranstaltung für alle Beschäftigten.

Im ersten vierstündigen Termin am 27. April 2016 wurde die gemeinsame Vision, eine mitarbeiterorientierte Unternehmens- und Führungskultur einzuführen, bekräftigt. Als theoretische Grundlage wurde das Bielefelder Unternehmensmodell vorgestellt. Bereits diese Informationsphase verlief unter reger Beteiligung, die Vision wurde von allen ausgesprochen positiv aufgenommen. Nachdem das Projekt vorgestellt worden war, wurden Rollen verteilt und Aufgaben, Kompetenzen und Verantwortlichkeiten geklärt. Alle Beteiligten verpflichteten sich dazu, alle weiteren Beschäftigten zu informieren, Termine bekannt zu geben, zur Mitwirkung anzuregen und Widerstände aufzugreifen. Hierzu erhielten sie vertiefende Literatur und zielgerichtete Hinweise zur Kommunikation und zum Abbau von Widerständen, um diese als Chance zu verstehen und für die Zielerreichung zu nutzen.

Im Anschluss wurden mit dem Coaching-Tool „Werte im Visier" (Wehrle 2011, 93-97) die gewünschten künftigen Werte der Zusammenarbeit erhoben. Dabei war jeder Teilnehmer zunächst aufgefordert, positive Erlebnisse seines bisherigen Arbeitslebens zu schildern. Aus diesen erarbeitete die Gruppe die den jeweiligen Ereignissen zugrundeliegenden Werte. Im Ergebnis wurden als künftig erwünschte Werte für die Zusammenarbeit in einer Reihenfolge der abnehmenden Wichtigkeit festgehalten: Vertrauen, Motivation, Fairness, Teamfähigkeit und Zufriedenheit. In der Wertediskussion war eine externe Moderation durch den Verfasser hilfreich, um ein Abdriften in Nebensächlichkeiten zu verhindern.

Die Erarbeitung des Motto-Ziels auf Basis des ZRM erstreckte sich über beide Tage des Workshops und folgte dessen fünf Phasen (Storch und Krause 2011, S. 83-141):

1. ZRM-Phase: Das Thema betonen durch Auswahl aus einer Bildkartei
2. ZRM-Phase: Vom Thema zum Ziel
   2.1. Entwicklung von Haltungszielen
   2.2. Betonung der Ausgangslage zu Beginn der Phase 2
   2.3. Überprüfung der drei Kernkriterien für ein handlungswirksames Ziel
3. ZRM-Phase: Vom Ziel zum Ressourcenpool
   3.1. Ressource 1: Das handlungswirksam formulierte Ziel
   3.2. Ressource 2: Erinnerungshilfen
4. ZRM-Phase: Die Ressourcen gezielt einsetzen
5. ZRM-Phase: Integration und Transfer

Im ersten Termin wurde die Bedeutung eines Motto-Ziels vorgestellt und eine Vorauswahl aus mehreren Bildkarteien ermöglicht. Mit der Aufgabe, weitere Bilder auszusuchen und Vorschläge für ein Motto zu erarbeiten, endete der erste Termin.

In der sechswöchigen-Phase zwischen den beiden Terminen arbeiteten die Workshop-Teilnehmer intensiv an den Aufgaben. So waren lebhafte Diskussionen, reger stattfindender E-Mailverkehr mit Bildern, Vorschlägen von Motto-Zielen und konstruktiver Kritik nahezu täglich zu beobachten. Wie vereinbart wurden Mitarbeiter informiert, Widerstände abgebaut und Fragen geklärt.

Im zweiten zweistündigen Termin am 8. Juni 2016 wurde einstimmig aus den Vorarbeiten das Motto-Ziel „Gemeinsam auf Kurs" entworfen. Illustriert wird das Motto-Ziel durch das Bild eines Schiffes. Auf den Vorschlag, das Bild im Unternehmen zu platzieren, kam es zu einem überraschenden Engagement der Beteiligten, indem sich ein bisher zurückhaltender Mitarbeiter spontan bereit erklärte, auf einer Holzplatte ein Schiffsbild aus Metall anzubringen und die festgelegten Werte mittels Laser in die Segel einzugravieren. Darunter soll ein Bild der Belegschaft angebracht werden, das jedes Jahr erneuert werden kann. Aufgrund der räumlichen Gegebenheiten werden zwei Modelle mit Bildern angefertigt. Sie sollen als Erinnerungshilfe im Sinne der 3. ZRM-Phase (siehe oben, Punkt 3.2 des Zürcher Ressourcen Modells) dienen. Die Phasen 4 und 5 werden im laufenden Projekt bearbeitet.

Das gemeinsam erarbeitete Motto-Ziel brachte eine hohe Dynamik in den Prozess und gibt Anlass zur Hoffnung, dass ein sog. Goal-Shielding erreicht wird, d. h. eine Motivation das Ziel, eine mitarbeiterorientierte Unternehmenskultur einzuführen, von allen Beteiligten gegen Angriffe, Nachlässigkeiten oder Motivationstiefs aufrechterhalten bzw. „verteidigt" wird.

Ein Ansprechpartner für die Mitarbeiter führte Protokoll über die Workshops und sandte dieses zur Ergebnissicherung im Nachgang an alle Teilnehmer.

Am 15. Juni 2016 fand eine 90-minütige Informationsveranstaltung für alle Beschäftigten statt. Die Geschäftsführung erklärte, den Projektauftrag erteilt zu haben, begrüßte das Projekt und betonte, dass Gewinne auf beiden Seiten angestrebt werden, in gesundheitlicher wie auch betriebswirtschaftlicher Hinsicht. Positiv nahm die Belegschaft die Worte der Geschäftsführung auf, dass sich eine monetäre Steigerung der betriebswirtschaftlichen Ergebnisse auch positiv auf die monetäre Situation des einzelnen Mitarbeiters auswirken solle. Zusätzlich erklärte sich die Geschäftsführung bereit, Mitarbeiter mehr in Entscheidungen einzubinden und deren Handlungsspielraum zu vergrößern. Anschließend erläuterte der Verfasser das Bielefelder Unternehmensmodell, den eingesetzten Fragebogen und welche Faktoren zum Gelingen von Projekten beitragen. Bei den folgenden Rückfragen kam es zu zahlreichen Diskussionen, etwa um Themen wie Datenschutz, die sich aber konstruktiv klären ließen.

Als hilfreich erwiesen sich eine Kommunikationsstrategie, die auf die gemeinsamen Motive abzielte und der Umstand, dass die Beschäftigten den Fragebogen einsehen und Fragen stellen konnten. Der Verfasser erhielt von einigen Beschäftigten persönlich das Feedback, dass diese sich auf die Durchführung des Projektes freuten.

6.2. Teilprojekt 2: Durchführung der Mitarbeiterbefragung

Im Vorfeld der MAB wurden die Fragen aus dem ProSoB-Fragebogen im Bereich der soziodemografischen Daten auf die konkrete Unternehmenssituation angepasst, so dass einige Fragen des ursprünglichen Fragebogens ersatzlos gestrichen wurden. Gemeinsam mit der Geschäftsführung wurden die Fragen zu Unternehmensbereichen und Positionen angepasst. Auf Wunsch der Geschäftsführung wurden Fragen zur Teilnahme an Maßnahmen der betrieblichen Gesundheitsförderung und offene Fragen zu Verbesserungsvorschlägen der Mitarbeiter ergänzt.

Nach der Informationsveranstaltung kam es in der Zwischenzeit bis zur Mitarbeiterbefragung kaum noch zu Rückfragen. Durch die häufige Präsenz des Verfassers im Unternehmen konnten diese wenigen jedoch schnell geklärt werden. Inhaltlich zeugten die Fragen der Mitarbeiter und Führungskräfte von Interesse für ein gelingendes Projekt.

Die Mitarbeiter der Unternehmensverwaltung bekamen den Fragebogen vom Verfasser nach der Informationsveranstaltung übersandt, um diesen in ausreichender Anzahl bereitzustellen.

Bei der Mitarbeiterbefragung am 8. Juli 2016 waren 29 von 33 Mitarbeitern anwesend. Die aufgrund von Montagetätigkeiten oder Erkrankung nicht anwesenden Mitarbeiter sendeten den Fragebogen direkt an den Verfasser. Im Ergebnis haben alle 33 Beschäftigten an der Befragung teilgenommen. Die Auswertung der MAB erfolgt in der Masterthesis.

7. Zwischenergebnisse

Zum jetzigen Zeitpunkt ist das Projekt bis zum zweiten Teilprojekt fortgeschritten und konnte wie geplant umgesetzt werden. Förderlich waren das von Beginn an vorhandene Interesse der Geschäftsführung, sich dem Thema zu widmen, und die guten Erfahrungen mit Maßnahmen der betrieblichen Gesundheitsförderung, die seit drei Jahren vom Verfasser im Unternehmen durchgeführt werden. Insoweit wirkten sich auch der seit drei Jahren stattfindende Dialog und das hohe Maß an Vertrauen positiv auf das jetzige Projekt aus. Dies zeigte sich etwa in der Informationsphase an zahlreichen sachlichen und konstruktiven Nachfragen von Führungskräften und Mitarbeitern. Hilfreich war zudem, dass auch die Mitarbeiter nach eigenen Angaben ein hohes Interesse daran haben, sowohl ihre Gesundheit als auch die Ergebnisse des Unternehmens zu verbessern.

Die gründliche Projektplanung, genaue Terminabsprachen mit eingeplanten Pufferzeiten und die direkte Kommunikation vor Ort sorgten für einen bislang reibungslosen Arbeitsablauf. Die klare Rollen- und Aufgabenverteilung und die daraus folgenden Kenntnisse der jeweiligen Handlungsspielräume machten Rückfragen vielfach unnötig und sorgten für selbständiges Arbeiten.

Positiv hervorzuheben ist auch die mit 100 Prozent höchstmögliche Beteiligungsquote an der MAB. Dies ist der guten Kommunikation der Geschäftsführung, der Führungskräfte und der Ansprechpartner für die Mitarbeiter zu verdanken. Sie gaben von Beginn an notwendige Informationen an alle Beteiligten weiter und konnten so das Interesse für das Projekt im gesamten Unternehmen wecken. Hilfreich mag sich hier auch ausgewirkt haben, dass die Absicht der MAB klar kommuniziert und die Wichtigkeit der Ergebnisse, aber auch die Freiwilligkeit der Teilnahme betont wurden. All dies wird dazu beigetragen haben, dass sich auch Mitarbeiter beteiligt haben, die dem Thema Gesundheit in der Vergangenheit abweisend gegenübergestanden haben.

8. Ausblick

Im weiteren Projektablauf wird es darum gehen, die geplanten und noch offenen Schritte mit der gleichen Konsequenz und Transparenz umzusetzen. Zunächst wird die Auswertung der MAB erfolgen, die sodann durch Experteninterviews oder Fokusgruppen ergänzt wird.

Alle Unternehmensmitglieder haben Kenntnis über die Dauer des Auswertungsprozesses. Durch die häufige Anwesenheit des Verfassers im Unternehmen kann jedoch immer wieder betont werden, dass eine Auswertung läuft und so die Erinnerung und weitere Bereitschaft zur Mitarbeit aufrechterhalten werden. Wichtig wird insoweit sein, den Mitarbeitern von Maßnahmen, wie z. B. Experteninterviews zu berichten, auch wenn sie diese selbst nicht direkt mitbekommen.

Kern des Projektes wird sodann die Erarbeitung der Maßnahmenvorschläge und insbesondere deren erfolgreiche Durchführung sein. Allein hierdurch entstehen die für den Veränderungsprozess notwendigen Erfolge, die ihrerseits in der Unternehmenskultur verankert werden müssen und weitere Veränderungen anstoßen. Im Transformationsmanagement nach Kotter bildet dies die Schritte sieben und acht.

Mit Blick auf das Kulturassessments nach Sackmann sind zum jetzigen Zeitpunkt mit der Auswertung der MAB, der vertiefenden Analyse durch Experteninterviews oder Fokusgruppen, der Maßnahmenplanung, deren Durchführung und Evaluation noch die Schritte vier bis acht zu absolvieren, um eine mitarbeiterorientierte Unternehmens- und Führungskultur zu etablieren.

Ausgehend von dem Anfangserfolg, der sich in der hohen Beteiligung und dem großen Interesse zeigt, besteht Hoffnung, dass die weiteren Projektschritte hieran anknüpfen können und im Ergebnis gute Erfolge erzielt werden können. Dem Verfasser ist bewusst, dass es insbesondere bei spürbaren und merklichen Veränderungen noch zu erheblichem Widerstand kommen kann; dieser soll ernst genommen und für einen nachhaltigen Wandel genutzt werden.

9. Literaturverzeichnis

Badura, Bernhard; Greiner, Wolfgang; Rixgens, Petra; Ueberle, Max; Behr, Martina (2013): Sozialkapital. Grundlagen von Gesundheit und Unternehmenserfolg. 2., erweiterte Aufl. 2013. Berlin, Heidelberg, s.l.: Springer Berlin Heidelberg (SpringerLink). Online verfügbar unter http://dx.doi.org/10.1007/978-3-642-36913-1.

Bertelsmann Stiftung (Gütersloh, Germany); Hans-Böckler-Stiftung; ebrary, Inc (2004): Zukunftsfähige betriebliche Gesundheitspolitik. Vorschläge der Expertenkommission. 4. Aufl. Gütersloh: Verlag Bertelsmann Stiftung. Online verfügbar unter http://site.ebrary.com/lib/alltitles/docDetail.action?docID=10727001.

Borg, Ingwer (2015): Mitarbeiterbefragungen in der Praxis. 1. Aufl. Göttingen, Wien u.a.: Hogrefe.

Goleman, Daniel; Boyatzis, Richard; McKee, Annie (2005): Emotionale Führung. Ungekürzte Ausg., 3. Aufl. Berlin: Ullstein-Taschenbuch-Verl. (Ullstein Taschenbücher, 36466). Online verfügbar unter http://www.gbv.de/dms/faz-rez/SD1200204071374118.pdf.

Häusel, Hans-Georg (2014): Think limbic! Die Macht des Unbewussten verstehen und nutzen ; [die Macht des Unbewussten nutzen für Management und Verkauf ; inklusive Arbeitshilfen online]. 5. Aufl. Freiburg Br. u.a.: Haufe-Gruppe.

Hofstede, Geert; Hofstede, Gert Jan (2005): Cultures and organizations. Software of the mind ; [intercultural cooperation and its importance for survival]. 2. ed., rev. and expanded. New York NY u.a.: McGraw-Hill.

Homma, Norbert; Bauschke, Rafael (2015): Unternehmenskultur und Führung. Den Wandel gestalten - Methoden, Prozesse, Tools. 2. Aufl. 2015. Wiesbaden: Springer Fachmedien Wiesbaden GmbH.

Kotter, John P. (2011): Leading Change. 1. Aufl. München: Franz Vahlen. Online verfügbar unter http://dx.doi.org/10.15358/9783800646159.

Lohmann-Haislah, Andrea (2012): Stressreport Deutschland 2012. Psychische Anforderungen, Ressourcen und Befinden. [Ergebnisse der BIBB/BAuA-Erwerbstätigenbefragung 2011/2012]. Dortmund [u.a.]: Bundesanstalt für Arbeitsschutz und Arbeitsmedizin, zuletzt geprüft am 27.03.2016.

Mayring, Philipp (1996): Einführung in die qualitative Sozialforschung. Eine Anleitung zu qualitativem Denken. 3., überarb. Aufl. Weinheim: Beltz.

Münch, Eckhard (2016): Projektmanagement. Präsentationsfolien im Rahmen des Skill-Trainings "Projektmanagement", Bielefeld, 18./19. März 2016 2016, zuletzt geprüft am 13.06.2016.

Sonntag, Hubert (2015): Organisationsforschung. Präsentationsfolien im Rahmen des Master Studiengangs "Workplace Health Management", Bielefeld, 29.08.2015, zuletzt geprüft am 22.06.2016.

Storch, Maja; Krause, Frank (2011): Selbstmanagement - ressourcenorientiert. Grundlagen und Trainingsmanual für die Arbeit mit dem Zürcher Ressourcen Modell, ZRM. Nachdr. der 4., vollst. überarb. und erw. Aufl. Bern: Huber (Psychologie Praxis).

Walter, Uta (2015): Controlling im BGM - Eine Einfühung. Präsentationsfolien im Rahmen des Master Studiengangs "Workplace Health Management", Bielefeld, 23.10.2015, zuletzt geprüft am 18.07.2016.

Wehrle, Martin (2011): Karriereberatung. Menschen wirksam im Beruf unterstützen. 2., aktualisierte und erw. Aufl. Weinheim u.a.: Beltz (Beltz Weiterbildung : Training).

Witzel, Andreas (1982): Verfahren der qualitativen Sozialforschung. Überblick und Alternativen. Univ., Diss. u.d.T.: Witzel, Andreas: Das problemzentrierte Interview--Bremen, 1980. Frankfurt am Main: Campus-Verl. (Campus Forschung, 322).

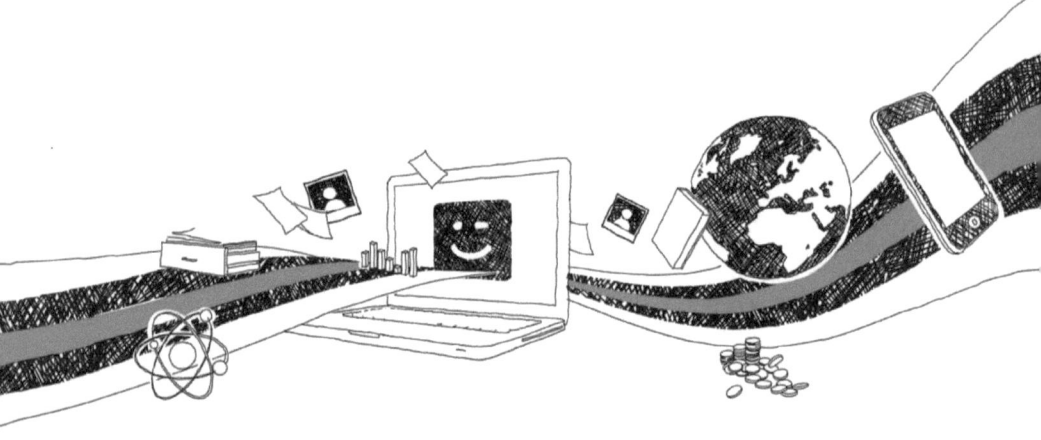